BEI GRIN MACHT SICH IHR WISSEN BEZAHLT

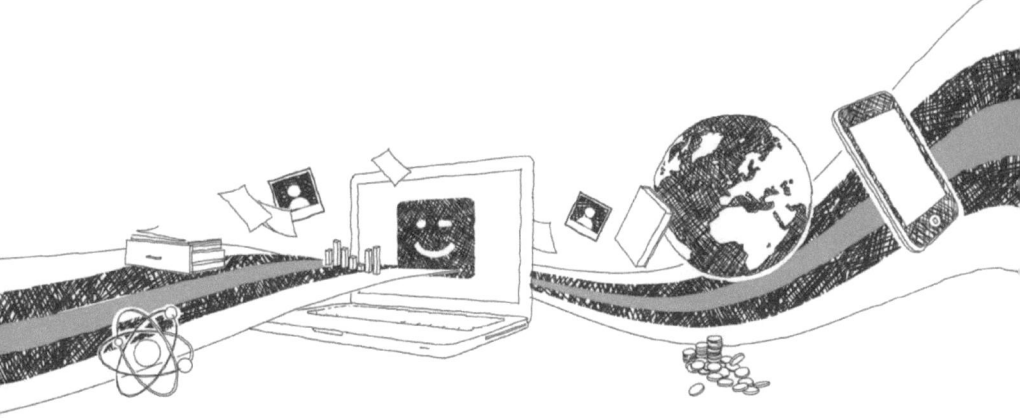

- Wir veröffentlichen Ihre Hausarbeit,
  Bachelor- und Masterarbeit

- Ihr eigenes eBook und Buch -
  weltweit in allen wichtigen Shops

- Verdienen Sie an jedem Verkauf

Jetzt bei www.GRIN.com hochladen
und kostenlos publizieren

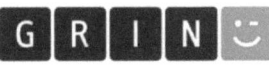

Bibliografische Information der Deutschen Nationalbibliothek:

Die Deutsche Bibliothek verzeichnet diese Publikation in der Deutschen National-
bibliografie; detaillierte bibliografische Daten sind im Internet über http://dnb.d-
nb.de/ abrufbar.

Impressum:

Copyright © 2017 GRIN Verlag, Open Publishing GmbH
Druck und Bindung: Books on Demand GmbH, Norderstedt Germany
ISBN: 9783668528574

Ronny Rzodeczko

Alltägliche krankheitsbedingte Beeinträchtigungen von Patienten mit neurologischen oder orthopädischen Erkrankungen und mögliche Lösungsansätze

GRIN Verlag

GRIN - Your knowledge has value

Der GRIN Verlag publiziert seit 1998 wissenschaftliche Arbeiten von Studenten, Hochschullehrern und anderen Akademikern als eBook und gedrucktes Buch. Die Verlagswebsite www.grin.com ist die ideale Plattform zur Veröffentlichung von Hausarbeiten, Abschlussarbeiten, wissenschaftlichen Aufsätzen, Dissertationen und Fachbüchern.

Besuchen Sie uns im Internet:

http://www.grin.com/

http://www.facebook.com/grincom

http://www.twitter.com/grin_com

Forschungsbericht:

Alltägliche krankheitsbedingte Beeinträchtigungen und Bewältigungsverhalten in verschiedenen Lebensbereichen von Patienten mit neurologischen oder orthopädischen Erkrankungen und den daraus resultierenden Interventionsansätzen für den Bereich der Sozialen Arbeit.

Seminararbeit | Forschungsbericht

Modul:	Sozialarbeitsforschung
vorgelegt am:	03.07.2017
Studienbereich	Soziales
Studiengang	Soziale Arbeit
Vertiefungs-/Studienrichtung	Rehabilitation
von	Ronny Rzodeczko
Ausbildungsstätte	Klinikum Altenburger Land

Duale Hochschule Gera Eisenach

I. Inhaltsverzeichnis

II. Abbildungsverzeichnis

1. Einleitung

Innerhalb der Arbeit im klinischen Sozialdienst der Klinik für ambulante Rehabilitation in Altenburg werden neurologische und orthopädische Rehabilitanden begleitet. Dabei steht in erster Linie deren medizinische und berufliche Rehabilitation im Zentrum der Bemühungen, aber auch die weitergehende Vermittlung nach Beendigung der Rehabilitationsmaßnahme und die gesamte psychosoziale Versorgung der Rehabilitanden spielen eine nicht zu unterschätzende Rolle. Im Rahmen der Arbeit des klinischen Sozialdienstes zeigt sich immer wieder, dass nicht nur die Krankheitsverläufe und Genesungsprozesse individuell von Patient zu Patient variieren, sondern auch die Art und Weise, wie die Betroffenen mit ihrer Erkrankung und möglichen Spätfolgen umgehen. Im Hinblick auf die Unterschiede der Erkrankungen in der Orthopädie und Neurologie und den daraus resultierenden Problemfeldern in der sozialarbeiterischen Versorgung der Rehabilitanden, stellte sich daher die Frage, ob es zu einer unterschiedlichen Entwicklung in Bezug auf die Krankheitsverarbeitung und Stressbewältigung zwischen den verschiedenen Erkrankungsarten kommt. Sollte dies der Fall sein, entstehen für Patienten unterschiedlicher Erkrankungsarten auch variierende Interventionsansätze innerhalb der klinischen Sozialarbeit. Betrachtet man die Problemlagen eines Rehabilitanden, der aufgrund einer orthopädischen Diagnose – wie zum Beispiel Kniearthrose und der daraus folgenden Totalendoprothese des Knies, kurz Knie-TEP – die Rehabilitation-Maßnahme absolviert, benötigt dieser möglicherweise allein aufgrund der unterschiedlichen postoperativen Symptomatik der Beeinträchtigungen andere Hilfeansätze als ein Rehabilitand der nach einem mittelschweren bis schweren Schlaganfall, also einer neurologischen Indikation, die Rehabilitation besucht. In der Regel ist bei einer Knie-TEP die postoperative Belastungsfähigkeit des Gelenkes stark eingeschränkt, was mit einer temporär begrenzten starken Immobilität des Patienten einhergeht. Bei einer Apoplexie, also einem Schlaganfall, können die Folgen ungleich gravierender sein: Die einhergehenden Störungen der Sprache, dem Sehen, Probleme im kognitiven Bereich und in den Bewegungsabläufen stellen oft eine starke Beeinträchtigung der Autonomie dar und sind darüber hinaus eine enorme psychische Belastung für die Betroffenen und ihre Angehörigen. Deutlicher wird die Problematik, wenn man die Dauer der Wiederherstellung betrachtet: So können Spätfolgen durch orthopädische Erkrankungen oft vermieden werden, während es bei neurologischen Erkrankungen oft zu bleibenden Beeinträchtigungen kommt. Dieser Umstand sollte also auch in der Sozialen Arbeit Berücksichtigung finden. Es stellt sich nun die Aufgabe, die Stärken und Feinheiten dieser Unterschiede bei orthopädischen und neurologischen Erkrankungen herauszufiltern, zu erkennen und diese im Anschluss in sozialarbeiterische Ansätze, Interventionen und Methoden für die klinische Sozialarbeit einzubinden.

2. Theoretischer Ansatz

Die klinische Sozialarbeit hat erst in den letzten Jahren in Deutschland mehr Aufmerksamkeit erhalten. Ursprünglich aus den USA stammend (Pauls, 2004, p. 13), beschreibt die klinische Sozialarbeit ein Theorie- und Praxismodel, welches die Beratung und Behandlung von Patienten in den Mittelpunkt stellt. Dabei versteht sich die klinische Sozialarbeit innerhalb der Rehabilitation als Bereich des Gesundheitswesens, der dem Patienten bei psychosozialen Störungen und körperlichen Beeinträchtigungen beratend zur Seite steht. Der Sozialarbeiter benötigt umfassendes Grundverständnis in medizinischen Fragen, ebenso wie sozialrechtliche und institutionelle Kenntnisse im Bereich der Erkrankungen und Behinderungen. Besondere Kernkompetenz dabei ist die *Ganzheitlichkeit* einer alltagsbezogenen Bearbeitung der Krankheitsfolgen und der Wiederherstellung der Gesundheit des jeweiligen Patienten. Dabei nimmt der Sozialarbeiter eine *Anwaltsfunktion* für den Patienten ein, indem er ihn durch das Versorgungssystem begleitet. Im Rahmen dieser Arbeit kommt es vor allem auf seine fachlichen Kompetenzen im pflegerischen und medizinischen Bereich an, dabei muss er aber auch immer die selbstständige Lebensführung und das soziale Umfeld des Patienten im Blick haben. Zusätzlich benötigt er eine *Schnittstellenkompetenz,* die es ihm ermöglicht, Ressourcen während und nach dem klinischen Aufenthalt des Patienten zu erschließen. Gerade bei der Gefahr, dass es zu einer Chronifizierung der Erkrankung kommen könnte, ist es wichtig, dass der Sozialarbeiter einen *prophylaktischen Handlungsansatz* verfolgt, bei dem er versucht die Selbstheilungskräfte und Selbstheilungskompetenzen zu wecken und zu stärken (Mühlum & Gödecker-Geenen, 2003, pp. 100 - 101). Dabei unterliegt der Sozialarbeiter dem Doppelmandat der Sozialen Arbeit, bei dem er zwischen den Erwartungen des Patienten und den Zielen der jeweiligen Institution vermitteln muss (Mühlum & Gödecker-Geenen, 2003, p. 108). Das primäre Aufgabenfeld des klinischen Sozialdienstes innerhalb der ambulanten Rehabilitation ist, die soziale und berufliche Rehabilitation des Patienten bestmöglich zu erreichen. Die grundlegenden Methoden der klinischen Sozialarbeit bestehen aus dem Case-Management, der Netzwerkarbeit und maßgeblich der Einzelberatung. Dabei ist der Beratungsverlauf innerhalb des Rehabilitationsprozesses von drei Phasen geprägt. In der ersten Phase steht die Lebenssituation des Patienten vor der Erkrankung im Fokus. Fragen danach wie der Patient vorher gelebt und gearbeitet hat, sowie seine soziale und wirtschaftliche Situation rücken in den Mittelpunkt. Im Anschluss daran analysiert der Sozialarbeiter in der zweiten Phase des Beratungsprozesses, welche Veränderungen sich durch die Erkrankung eingestellt haben. Besondere Berücksichtigung findet dabei vor allem der Leidensdruck, die Sorgen und die krankheitsbedingten Einschränkungen des Patienten, aber auch welche Entscheidungen in der nahen Zukunft getroffen werden müssen. In Phase drei geht es schließlich darum, wie es nach der medizinischen Rehabilitation weitergehen kann. Welche Veränderungen und welche Hilfen werden zukünftig benötigt? Dabei nimmt vor allem die berufliche Perspektive einen hohen Stellenwert ein (Mühlum & Gödecker-Geenen, 2003, pp. 109-110). Bei Patienten mit neurologischen oder orthopädischen Erkrankungen sind oft Maßnahmen in der medizinisch-beruflichen Rehabilitation wie Arbeitstherapie oder Berufsförderung nötig (Hummelsheim, 1998, p. 305). Im Anschluss an diese berufsfördernden Reha-Maßnahmen rückt die eigentliche Wiedereingliederung in das Berufsleben durch stufenweise Wiedereingliederung, innerbetriebliche Umsetzung oder Umschulungsmaßnahmen ins Zentrum der Beratung (Hummelsheim, 1998, p. 307). Hier ist die klinische Sozialarbeit bei Antragstellung und Kommunikation mit Behörden behilflich.

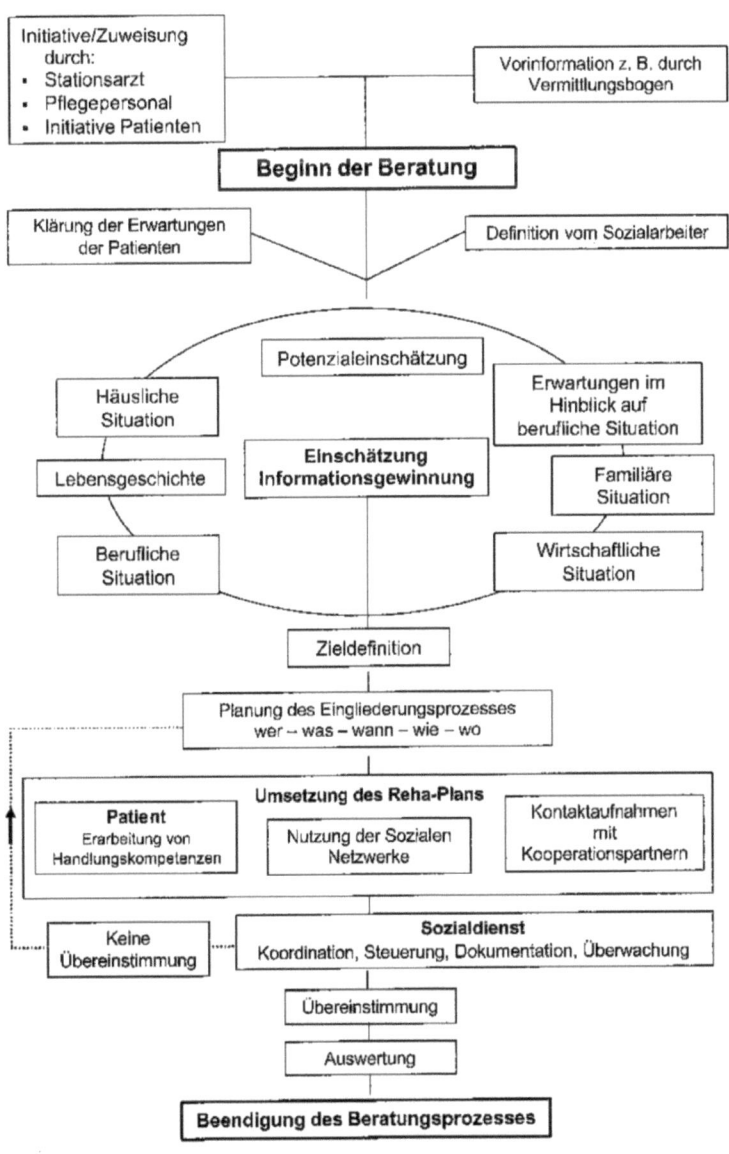

Initiative/Zuweisung durch:
- Stationsarzt
- Pflegepersonal
- Initiative Patienten

Vorinformation z. B. durch Vermittlungsbogen

Beginn der Beratung

Klärung der Erwartungen der Patienten

Definition vom Sozialarbeiter

Potenzialeinschätzung

Häusliche Situation

Erwartungen im Hinblick auf berufliche Situation

Lebensgeschichte

Einschätzung Informationsgewinnung

Familiäre Situation

Berufliche Situation

Wirtschaftliche Situation

Zieldefinition

Planung des Eingliederungsprozesses
wer – was – wann – wie – wo

Umsetzung des Reha-Plans

Patient
Erarbeitung von Handlungskompetenzen

Nutzung der Sozialen Netzwerke

Kontaktaufnahmen mit Kooperationspartnern

Keine Übereinstimmung

Sozialdienst
Koordination, Steuerung, Dokumentation, Überwachung

Übereinstimmung

Auswertung

Beendigung des Beratungsprozesses

1 Prozessabläufe der klinischen Sozialarbeit

2.1 Thesenfindung

Innerhalb der zweiten Phase des Beratungsprozesses bei neurologischen und orthopädischen Patienten stellte sich die Frage nach einem optimierten Beratungsansatz für den klinischen Sozialdienst der „Klinik für ambulante neurologische und orthopädische Rehabilitation" in Altenburg. In dem Zusammenhang wurden drei Thesen aufgestellt, die mithilfe der durchgeführten empirischen Studie wissenschaftlich belegt werden sollten.

1. Die krankheitsbedingte Stressbelastung ist bei neurologischen Erkrankungen höher als bei orthopädischen.
2. Die Krankheitsverarbeitung erfolgt durch unterschiedliche Bewältigungsstrategien.
3. Beide Erkrankungsarten benötigen daher unterschiedliche Handlungsansätze innerhalb der klinischen Sozialarbeit.

Ziel der Studie soll es sein, ein besseres Verständnis von krankheitsbezogenen Problemlagen bei neurologischen und orthopädischen Patienten zu erhalten und somit eine Verbesserung der sozialarbeiterischen Kompetenzen in der gesundheitsspezifischen Fachsozialarbeit zu erreichen. Dabei geht es vor allem um eine Optimierung des Beratungsprozesses und den Aufbau eines optimierten Versorgungsnetzwerkes für die psychosozialen Schwerpunkte der jeweiligen Patienten der unterschiedlichen Erkrankungsarten. Patienten oder auch Rehabilitanden sollen in ihrer individuellen Lebenswelt verstanden werden – und somit wichtige Ressourcen ausgemacht, erarbeitet und vorhandene gestärkt werden.

2.2 Neurologischer Krankheitsverlauf am Beispiel Hirninfarkt

In Deutschland erleiden jedes Jahr ca. 200.000 Menschen einen Hirninfarkt oder Schlaganfall. Zwar sind in erster Line eher ältere Menschen davon betroffen, doch auch bei jüngeren kann es zu einem Hirninfarkt kommen. Infolge dessen kommt es vordergründig zu einer Unterversorgung des Gehirns mit Sauerstoff, was zum Absterben von Nervenzellen in bestimmten Hirnarealen, wie zum Beispiel dem Sprachzentrum, führt. Diese Durchblutungsstörung wird auch als Ischämie bezeichnet und kann beispielsweise von einem Verschluss der Blutgefäße (Arteriosklerose) hervorgerufen werden (Pössl & Mai, 1996, p. 25). Ein Hirninfarkt stellt für die betroffene Person oft einen abrupten und massiven Einschnitt in ihr Leben dar. Dabei geht es an allererster Stelle darum, das Leben des Patienten zu retten, da lebensnotwendige Vorgänge wie Herzschlag und Atmung direkt vom Gehirn abhängig sind und so der Zusammenbruch des gesamten Organismus eine realistische Gefahr darstellt. Im Zuge der Notfallversorgung auf einer neurologischen Intensivstation oder auch Stroke Unit befindet sich der Patient im Koma und nimmt von den Vorgängen um sich herum wenig oder gar nichts wahr. Durch den Ausfall wichtiger Hirnareale müssen bis zur Erholung des verletzten Gehirns technische Geräte auf der Stroke Unit den Ausfall der Körperfunktion kompensieren oder im schlimmsten Fall sogar gänzlich übernehmen. Dieser Zustand kann mehrere Tage bis Wochen andauern. Ist diese erste Notfallphase überstanden und der Patient aus dem Koma erwacht, findet er sich mit multiplen Problemen konfrontiert: Oft ist er verwirrt und desorientiert, möglicherweise ist das Erinnerungsvermögen und die sprachliche Verständigung beeinträchtigt. Es kann zu Lähmungserscheinungen kommen, wodurch zum Beispiel die Koordination der Arme oder Beine nicht mehr adäquat gelingt oder aber grundlegende Dinge wie Essen oder Trinken nicht mehr ohne fremde Hilfe zu bewerkstelligen sind (Pössl & Mai, 1996, pp. 15 - 17). Mit dem Erwachen aus dem Koma beginnt auch die erste Frühphase der Rehabilitation. Durch spezielle Rehabilitationsprogramme, in denen gestörte Fähigkeiten wie das Sprechen, Gehen, Denken oder Sehen trainiert werden, versucht man den Verlust und Beeinträchtigungen der betroffenen Fähigkeiten so gut wie möglich zu begrenzen. Leider sind bleibende Beeinträchtigungen in Folge eines Hirninfarktes auch bei noch so engagiertem und rehabilitierendem Aufbautraining nicht auszuschließen (Pössl & Mai, 1996, p. 32) und eine umfassende Rückgewinnung der eigenen Autonomie ist nicht immer gegeben.

2.3 Der orthopädische Krankheitsverlauf am Beispiel einer Arthrose-Erkrankung mit Knie Totalendoprotese

Arthrose ist eine Gelenkerkrankung, die mit dem Verschleiß des betreffenden Gelenkknorpels einhergeht. Dabei wird der Knorpel im ersten Stadium zunächst aufgeweicht, im zweiten dann ausgefranst und im dritten Stadium weist er schließlich Löcher auf oder ist im schlimmsten Fall vollständig aufgelöst. Der gesamte Prozess ist dabei in sogenannte Schübe oder Wellen eingeteilt. Ist das Gewebe entzündet und der Patient hat starke Schmerzen im Bereich des betroffenen Gelenkes, handelt es sich um eine *aktivierte Arthrose*. Bleiben die Schmerzen aus, befindet sich der Patient in der Phase *der stummen Arthrose*. Je nachdem, welche Ursache der Erkrankung zugrunde liegt, wird zudem zwischen primärer und sekundärer Arthrose unterschieden. Bei einer primären Arthrose wird die Ursache vorrangig in den Genen vermutet. Dagegen wird die sekundäre Arthrose häufig durch externe Faktoren wie zum Beispiel Übergewicht, andauernde Fehlbelastung oder Verletzungen hervorgerufen. Natürlich beeinflussen auch Faktoren wie der Lebensstil, die Berufswahl, die Ernährungsweise und ein eventuell bestehender Bewegungsmangel das Risiko, an Arthrose zu erkranken (Franz & Schäfer, 2008, pp. 20 - 23). Seit dem 11. Juni 2009 ist die Kniearthrose oder auch Gonarthrose in der offiziellen Liste der Berufskrankheiten zu finden. Werftarbeiter, Landwirte, Bergarbeiter und Bodenleger stellen dabei besonders gefährdete Berufsgruppen dar (Schiltendorf, et al., 2012, p. 9). Oft macht das für Betroffene eine berufliche Neuorientierung im Anschluss an die medizinische Rehabilitation nötig. Eine unbehandelte Kniearthrose kann dazu führen, dass das betroffene Gelenk so stark zerstört wird, dass es einen kompletten Austausch durch eine Endoprotese notwendig macht (Franz & Schäfer, 2008, p. 129).

3. Methode und Durchführung der Studie

3.1 Methode der Studie

Als Methode wurde eine quantitative Datenerhebung gewählt, der eine Patienten-
befragung mittels Fragebogen zugrunde liegt. Die befragten Patienten sollten als
Teilnehmermerkmal durch eine neurologische oder orthopädische Erkrankung beeinträchtigt sein. Der dabei für die Befragung verwendete Fragebogen wurde anhand der professionellen Befragungssoftware „Evasys" erstellt und ausgewertet.
Dabei handelt es sich um eine webbasierte Softwarelösung für den Bildungs- und
Gesundheitsbereich, die die Erstellung, Durchführung und Auswertung von empirischen Sozialforschungsumfragen ermöglicht (Anon., 2017).

3.2 Zielgruppen und Durchführung der Studie

Wie bereits erwähnt, stellten Rehabilitanden mit einer neurologischen oder orthopädischen Erkrankung die vorwiegend zu erreichende Zielgruppe dar. Dabei glie-
derte sich die Datenerhebung in drei Schritte, die allerdings zeitlich nur leicht ver-
setzt und somit fast gleichzeitig stattfanden. Zuerst wurde der Fragebogen in ge-
druckter Form und über einem Zeitraum von 14 Tagen an die Rehabilitanden in der
„Klinik für ambulante Rehabilitation" in Altenburg ausgegeben. In einem zweiten
Schritt wurde eine Onlineversion des gleichen Fragebogens in neurologischen und
orthopädischen Selbsthilfegruppen innerhalb des sozialen Netzwerkes „Facebook"
zugänglich gemacht. Der Plan die Umfrage auch im Deutschen Medizin Forum
(www.medizin-forum.de) zugänglich zu machen, konnte leider aufgrund von Forde-
rungen nach mehr Beteiligung seitens des Forums und dem damit entstehenden
zeitlichen Aufwand nicht realisiert werden. Der dritte Schritt war eine Veröffentlichung des Fragebogens auf einer ohne spezifischen Krankheitshintergrund und
thematisch allgemein gehaltenen Plattform innerhalb des bereits erwähnten sozialen Netzwerkes. So sollten auch potenzielle Teilnehmer erreicht werden, die den
Weg in speziell auf Ihre Erkrankung ausgerichtete Gruppen und Foren bisher noch
nicht gefunden haben. Nach einer Laufzeit von drei Wochen und 103 Teilnehmern
wurde die Datenerhebung abgeschlossen und mithilfe von Evasys begann die Auswertung der Datensätze.

3.3 Der Fragebogen: Abschnitte im Detail

Als Instrument der Datenerhebung wurde eine Umfrage mittels psychometrischen Onlinefragebogens und einer Druckversion des Onlinefragenbogens, der an Patienten der Klinik für ambulante Rehabilitation ausgegeben wurde, gewählt. Ziel dieses Fragebogens war es Eigenschaften, Meinungen, Bewertungen, Verhaltenstendenzen und Stimmungslagen zu erfragen, um daraus Informationen für mögliche Verbesserungen innerhalb der Interventionen der klinischen Sozialarbeit zu erhalten. Dabei wurde auf eine einfache und schnelle Erfassung des Frage-Inhaltes geachtet, damit der Teilnehmer sich nicht unnötigerweise zu viele Gedanken über Abstimmung seiner Antwort zu den gestellten Fragen machen musste und somit sein Interesse an der Beantwortung der Umfrage verloren geht (Kallus, 2016). Der Fragebogen bestand aus Skalierungsfragen, die von 0 bis 10 ausdefinierten, sowie geschlossenen und offenen Fragen, bei denen Einzel- oder Mehrfachnennungen möglich waren. Bei ausgewählten Fragen wurde ein freies Textfeld zur Verfügung gestellt, in dem der Teilnehmer nähere Details zu seiner Person oder noch nicht berücksichtigte Antwortmöglichkeiten individuell ergänzen konnte. Der Fragebogen umfasst fünf Abschnitte, die thematisch verschiedene Schwerpunkte setzen. Der erste Abschnitt bezog sich auf die Person des Teilnehmers, der zweite auf die erkrankungsspezifischen Merkmale. Im dritten Fragenblock standen die Auswirkungen auf das alltägliche Leben im Mittelpunkt, anschließend wurden die bisherigen individuellen Bewältigungsstrategien in Bezug auf die Erkrankung der Teilnehmer erfragt. Im fünften und letzten Abschnitt ging es schließlich um die Ermittlung von möglichen Ansatzpunkten zur Verstärkung der Interventionsbemühungen innerhalb der klinischen Sozialarbeit.

3.3.1 Personenbezogene Informationen

1. Die erste Frage bezog sich auf das Geschlecht der Teilnehmer.

2. Die zweite Frage war die nach dem Alter des Teilnehmers, dabei wurde das Alter in 10 Jahresabschnitten eingeteilt (z. B. 41 - 50 Jahre). So sollten die Teilnehmer später einfacher in Altersgruppen eingeteilt werden können, die wiederum eine Analyse der individuellen Bedürfnisse in verschiedenen Lebensphasen ermöglicht. Einem noch jungen Menschen stehen andere Bewältigungsstrategien offen, als einem älteren Menschen, der vielleicht bereits von Begleiterkrankungen betroffen ist oder aufgrund des natürlichen Alterungsprozesses über einen weniger leistungsfähigen Körper verfügt.

3. Die dritte Frage diente zur Abklärung des aktuellen Erwerbsstatus.

Den Abschluss der ersten Fragengruppe bildete ein freies Textfeld, in dem der Teilnehmer den aktuell ausgeübten Beruf und die dabei ausgeübten Tätigkeiten näher beschreiben sollte. Dadurch wurde es möglich, später eventuell bestehende Verbindungen zwischen einzelnen Erkrankungen und der beruflichen Tätigkeit des Patienten abzuleiten.

3.3.2 Informationen zur Erkrankung

1. In der ersten Frage des zweiten Frageblockes wurde die Art der Erkrankung erfragt. Zwar richtet sich die Studie in erster Linie an Patienten mit einer neurologischen oder orthopädischen Grunderkrankung. Dennoch sollte auch Patienten mit anderen Diagnosen die Möglichkeit eingeräumt werden, an der Umfrage teilzunehmen.

2. In der darauffolgenden Frage, sollten die Teilnehmer die genaue Diagnose ihrer Erkrankung benennen.

3. Die dritte und letzte Frage in diesem Bereich bezog sich auf den Zeitraum, seitdem dem Teilnehmer seine Erkrankung bekannt ist. Hintergrund: Natürlich hegt ein Patient, der bereits seit einigen Jahren mit seiner Erkrankung lebt, einen anderen Blick und Umgang mit dieser. Daraus ergibt sich wiederum eine andere Dringlichkeit und Notwendigkeit in den Interventionen. Ein neuerkrankter Patient benötigt mehr Aufklärung und auch Anleitung, als ein

Patient, der schon Jahre mit seiner Erkrankung lebt und sich damit bereits arrangiert hat.

3.3.3 Beeinträchtigung im alltäglichen Leben

1. Der dritte Abschnitt beginnt mit drei Skalierungsfragen, die sich auf die individuell empfundene Stärke der krankheitsbedingten Belastungsfaktoren in Bereichen des Alltags, der Psyche und des Körpers beziehen. Diese ersten drei Fragen dienen somit zur Ermittlung des individuellen Leidensdruckes und der Kenntnis, in welchen Bereichen dieser für den Patienten am größten ist.

2. Die folgende Frage in dieser Gruppe soll dabei helfen, die Bereiche des Alltags zu erfassen, in denen sich der Patient am stärksten beeinträchtigt fühlt (Einkauf, Freizeitgestaltung, Haushalt usw.). Bei dieser Frage – und auch der darauffolgenden – handelte es sich um Multiple-Choice-Fragen, bei denen Mehrfachnennungen (maximal 4) möglich waren.

3. Aufbauend auf die vorangegangenen Fragen wurde nun nach den am stärksten beeinträchtigten Fähigkeiten gefragt (z. B. Erinnerungsvermögen, Lesen, Tragen, Heben usw.), auch hier waren bis zu vier Mehrfachnennungen möglich.

4. Beide Fragen wurden durch ein Freifeld ergänzt, in dem die Patienten für sie wichtige, aber noch nicht in den vorgegebenen Antworten berücksichtigte Bereiche ergänzen konnten.

3.3.4 Informationen zur persönlichen Krankheitsbewältigung

Der vierte Bereich bestand aus zwei Multiple-Choice-Fragen und den zwei jeweils dazugehörigen Freifeldern für eigene Anmerkungen der Patienten. Das Ziel dieser Fragen war es, bisherige Strategien und Wege in der Krankheitsbewältigung der Patienten aufzudecken.

1. Die erste Frage bezog sich auf die konkreten Zukunftsängste der Patienten – im Hinblick auf mögliche Hilfen, die der klinische Sozialdienst im Rahmen der Rehabilitationsmaßnahme und den damit einhergehenden gesetzlichen

Bestimmungen erbringen kann (z. B. finanzielle Absicherung, Pflegebedürftigkeit oder Verlust des sozialen Netzwerkes).

2. Weitergehend wurden nun die bisherigen Bewältigungsstrategien der Patienten erfragt, um in der Auswertung eine bessere Einschätzung der patienteneigenen Autonomie in diesen Bereichen zu erhalten und anschließend im Zusammenhang mit dem fünften Bereich ungenutzte Möglichkeiten erfassen zu können (z. B. Gespräche mit der Familie, Gespräche mit Therapeuten oder gesellschaftlicher Rückzug). Dabei standen auch bewusst vermeintlich negative Antwortmöglichkeiten Alkohol- oder Medikamentenmissbrauch zur Auswahl – mit der Absicht, dass durch die Anonymität der Studie eine gewisse Offenheit bei den Teilnehmern erzeugt werden kann und es so auch in diesen sensiblen Bereichen zu neuen Erkenntnissen kommt.

3.3.5 Ermittlung der Ansatzpunkte zur Verbesserung der Hilfen

Der fünfte Abschnitt verfolgte das Ziel Erkenntnisse darüber zu gewinnen, inwieweit sich die Teilnehmer mehr Hilfe durch soziale Institutionen wünschen und in welchen konkreten Bereichen sie sich diese Hilfe erhofften. Der Fragenblock bestand dabei aus 2 Single-Choice Fragen, drei Skalierungsfragen und zwei Freifeldern für eigene Anmerkungen.

1. Als erstes wurde konkret erfragt, ob sich der Patient mehr Unterstützung von sozialen Institutionen wünscht. Dabei ging es darum, die grundlegende Einstellung der Patienten zu den sozialen Institutionen abzuleiten.

2. Mit der zweiten Frage vertiefte sich die Thematik weiter, indem die Bereiche, in denen sich der Patient mehr Unterstützung wünschte, von ihm selbst angeben werden konnte.

3. Damit einhergehend wurde in Frage drei der persönliche Stellenwert der sozialen Hilfen mittels einer Skalierungsfrage abgefragt.

4. Nach dem gleichen Schema wurde nun die Wichtigkeit von einer verstärkten Beratung abgefragt.

5. Auch hier konnte der Patient Bereiche angeben, in denen er sich mehr Beratung wünscht.

6. Danach wurde mithilfe einer Skalierungsfrage der individuelle Stellenwert von Beratung in den verschiedenen Lebensbereichen ermittelt.

7. Abschließend sollten die Teilnehmer mittels Skalierungsfrage festlegen, wie pessimistisch oder optimistisch sie ihre eigene Zukunftsperspektive betrachten.

4. Teilnehmer-Betrachtung und Thesen-Auswertung

Bis zum Ende der Datenerhebung nahmen 103 Personen an der Umfrage teil. Davon entfielen 61 auf neurologische Erkrankungen, 24 orthopädische Erkrankungen und 18 Teilnehmer gaben an, dass sie von anderweitigen Erkrankungen betroffen sind. Mit 68 % stellen Frauen die Mehrheit dar, Männer haben in der Studie einen Anteil von 32 %. Die am häufigsten vertretene Altersgruppe ist mit 30,1 % die der 41-50-Jährigen, gefolgt von der Gruppe der 61-67-Jährigen (21,4 %). In Bezug auf den Erwerbstatus sind zwei große Gruppen auszumachen: Zum einen die *Erwerbstätigen* (40,8 %) und zum anderen die *Erwerbsunfähigkeitsrentner* (26,2 %). Die hohe Anzahl der Erwerbsunfähigen stellt eine Überraschung dar und sollte genauer betrachtet werden. Die anderen Teilnehmer verteilen sich auf *Altersrentner* (11,7 %), *Arbeitssuchend* (4,9 %), *Lernende* (3,9 %) und *Sonstige* (12,6 %). Ebenso spiegelt sich heraus, dass durch die sozialen Netzwerke wesentlich mehr neurologische (59,2 %) als orthopädische Patienten (23,3 %) erreicht werden konnten. Die Gründe dafür lassen sich auch an den gesammelten Informationen belegen. Dort ergibt sich deutlich, dass die teilnehmenden neurologischen Patienten ein starkes Interesse am Internet und an einem gegenseitigen Erfahrungsaustausch mit anderen Erkrankten haben. Dabei sollte aber auch berücksichtigt werden, dass ein Großteil der neurologischen Teilnehmer über das Internet gewonnen wurde und ein solches Interesse darum naheliegend ist und somit nur bedingt für neurologische Patienten verallgemeinert werden kann. Die Fragebögen, die durch die Umfrage in der Klinik gewonnen wurden, belaufen sich auf 28, wovon 24 auf orthopädische Patienten entfielen. Das bedeutet, dass nur vier Fragebögen von neurologischen Patienten aus dem klinischen Umfeld stammen und 54 der ausgewerteten Bögen von Online-Teilnehmern. Das überrascht jedoch nicht, da die neurologischen Erkrankungen im Klinikum weniger häufig auftreten als die orthopädischen: Das Patientenverhältnis innerhalb der Rehabilitationsklinik beträgt schwankend im Durchlauf 1/3 neurologisch und 2/3 orthopädisch.

2 Geschlechterverteilung (orthopädisch)

^{1.1)} **Geschlecht:**

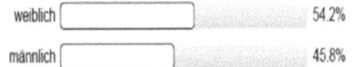

weiblich ⬚ 54.2%

männlich ⬚ 45.8%

n=24
mw=1,5
s=0,5

1.1) Geschlecht:

weiblich	74.1%	n=58 mw=1,3 s=0,4
männlich	25.9%	

4.1 Teilnehmeranalyse und Vergleich der Bereiche orthopädisch und neurologisch

Bei ersten Detailbetrachtungen der Auswertung fällt schnell auf, dass der Frauenanteil bei den neurologischen Teilnehmern mit 74.1 % besonders groß ist, während die Geschlechterverteilung im orthopädischen Bereich mit 54,2 % Frauen und 45,8 % Männern relativ ausgewogen ist. Zieht man auch hier die Quelle der Daten heran so lässt sich daraus schließen, dass der Austausch von Informationen zu neurologischen Erkrankungen im Internet größtenteils von Frauen praktiziert wird und weniger von Männern.

Im Alter der Teilnehmer zeigen sich zwischen den Krankheitsarten nur geringe Abweichungen. Im Bereich der orthopädischen Erkrankungen ist der Altersdurchschnitt mit 51-60 Jahren etwas höher angesiedelt als bei den neurologischen Teilnehmern. Allerdings fällt auch auf, dass die Betroffenen sich etwas homogener auf alle Altersstufen zwischen 31-79 Jahren verteilen als bei neurologischen Erkrankungen. Dort stechen die Altersabschnitte zwischen 41-60 mit 57,4 % auffällig heraus. Was aber mit der Natur der Erkrankungen einhergeht: Ein Bein bricht man sich genauso in jüngeren Jahren wie in älteren, die Risikogruppe für neurologische Erkrankungen findet man eher in den Altersschichten ab 40 aufwärts. Wobei auch hier relativiert werden muss, da Erkrankungen wie zum Beispiel *Multiple Sklerose* bereits im frühen Alter um die 20 Jahre auftreten können (Henze, 2013, p. 11).

4 Alter der Teilnehmer mit orthopädischen Erkrankungen

1.2) Wie alt sind Sie?

unter 18 Jahre	4.2%
19 - 30 Jahre	8.3%
31 - 40 Jahre	16.7%
41 - 50 Jahre	16.7%
51 - 60 Jahre	25%
61 - 67 Jahre	8.3%
68 - 79 Jahre	20.8%
über 80 Jahre	0%

n=24
mw=4,6
s=1,8

5 Alter der Teilnehmer mit neurologischen Erkrankungen

1.2) Wie alt sind Sie?

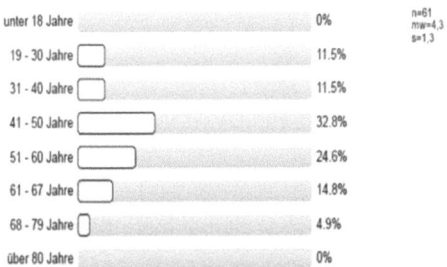

unter 18 Jahre	0%
19 - 30 Jahre	11.5%
31 - 40 Jahre	11.5%
41 - 50 Jahre	32.8%
51 - 60 Jahre	24.6%
61 - 67 Jahre	14.8%
68 - 79 Jahre	4.9%
über 80 Jahre	0%

n=61
mw=4,3
s=1,3

Ein deutlicher Unterschied zeigt sich im Erwerbstatus der Teilnehmer: In der Gruppe der orthopädischen Erkrankungen stellen die Erwerbstätigen (66 %) und Altersrentner (20,8 %) die größten Gruppen, während sich bei den neurologischen 42,6 % der Teilnehmer in der Erwerbsunfähigkeitsrente befinden, der Großteil der übrigen Teilnehmer verteilt sich recht ausgewogen auf Erwerbstätige (19,7 %), Altersrentner (11,5 %) und sonstiges (19,7 %). Die hohe Anzahl an Erwerbsunfähigen lässt sich sicher auf die schwere und Irreversibilität von neuronalen Schädigungen von einzelnen Hirnbereichen, wie sie gerade bei Schlaganfällen oder Autounfällen vorkommen können, zurückführen. Weiter lässt sich anhand der gewonnenen Daten sagen, dass sich keine der Erkrankungsarten an einer bestimmten Berufsgruppe festmachen lässt. Die Teilnehmer kommen aus allen Bereichen der Bevölkerung. Ausgeübte Berufe waren zum Beispiel Richter, Buchhalter, Flugbegleiter, Briefzusteller der Post, Krankenschwestern, Erzieher, Kraft- und Busfahrer, Tätowierer, Werkschutzfachkräfte und Produktionsarbeiter.

1.3) **Wie ist Ihr aktueller Erwerbsstatus?**

Studium/Ausbildung/Schule	4.2%
Erwerbstätig	66.7%
Arbeitssuchend	8.3%
Erwerbsunfähigkeitsrente	0%
Altersrente	20.8%
Sonstiges	0%

n=24
mw=2,7
s=1,3

7 Erwerbsstatus neurologische Patienten

1.3) **Wie ist Ihr aktueller Erwerbsstatus?**

Studium/Ausbildung/Schule	3.3%
Erwerbstätig	19.7%
Arbeitssuchend	3.3%
Erwerbsunfähigkeitsrente	42.6%
Altersrente	11.5%
Sonstiges	19.7%

n=61
mw=4
s=1,4

4.2 Die krankheitsbedingte Stressbelastung ist bei neurologischen Erkrankungen höher als bei orthopädischen

Um einen Zugang zur Einschätzung und Bewertung zum Ausmaß der Stressbelastung zu finden, ist es nötig einige Fragen der Umfrage im Zusammenhang zu betrachten. Während orthopädisch Erkrankte eindeutig Einschränkungen im Bereichen der Freizeitgestaltung (75 %), Haushaltsführung (54,2 %) und im Beruf (45,8 %) nannten und sich damit ein relativ klares Bild abzeichnete, stellte sich im neurologischen Bereich eine komplexere Alltagsbeeinträchtigung heraus. Tagesorganisation, Behördengänge nahmen hier im Vergleich eine viel stärkere Rolle ein. Dieser Sachverhalt wird besser nachvollziehbar, schaut man sich die Ergebnisse der weiteren Fragen im Bereich der Stressermittlung (3.4 & 3.6) an. Während sich in der orthopädischen Gruppe die Antworten klar auf den körperlichen Bereich konzentrieren, kommen im neurologischen zu den körperlichen Einschränkungen noch zusätzlich starke kognitive Beeinträchtigungen hinzu. So spiegeln sich anhand dieser beiden Fragen die Ursache und die Folgen für die Betroffenen direkt wieder. Durch die starke körperliche und gleichzeitig auch kognitive Beeinflussung fällt es einem neurologischen Patienten schwerer seinen Alltag zu bewältigen. Während ein orthopädischer Patient in grundlegenden kognitiven Bereichen wie Sprechen, Erinnern, Rechnen und Lesen kaum Einschränkungen wahrnimmt, kommen diese Symptome bei neurologischen Patienten noch erschwerend hinzu. Aus diesen nachvollziehbaren Gründen gaben auch neurologische Patienten eine stärkere psychische Belastung an. Bemerkenswert ist auch, dass die beiden Patientengruppen ähnliche Ergebnisse bei den Fragen nach der individuellen Einschränkung im Alltag und in der körperlichen Beeinträchtigung erzielten. Da es sich hierbei um das subjektive Empfinden handelt und beide Erkrankungstypen auf ihre spezielle Art und Weise einen starken Einschnitt in die freie Lebensgestaltung des Betroffenen darstellen, wird dieser Ausgang nachvollziehbar.

In Bezug auf die aufgestellte These lässt sich davon ausgehen, dass neurologisch erkrankte Menschen einer im Vergleich stärkeren Stressbelastung ausgesetzt sind. Durch die gleichzeitige und stärkere Beeinträchtigung in kognitiver und körperlicher Hinsicht stehen sie vor mehr und größeren Problemen, die sie bewältigen müssen. Zusätzlich müssen sie oft erst einmal lernen zu akzeptieren, dass sie ihr Leben nicht mehr so selbstständig und eigenverantwortlich führen können, wie vor der Erkrankung. Das alles stellt eine enorme psychische Belastung dar, die ein stärkeres Engagement des Sozialdienstes erfordert, als rein körperliche Beeinträchtigungen. Das zeigt sich ebenfalls in der Beantwortung der Fragen nach den körperlichen und psychischen Auswirkungen der Erkrankung: Hier zeigen neurologische Patienten eine höhere psychische Belastung als orthopädisch Erkrankte (Mittelwert 5,6 zu 4). Auch im körperlichen Bereich fühlen sich erstere stärker eingeschränkt (6,6 zu 5,9). Daher überrascht es nicht, dass sie auch bei der Frage nach der Gesamtbeeinträchtigung einen höheren Wert erzielen als orthopädisch Erkrankte (6,6 zu 5,9). Diese Erkenntnis stellt auch ein erstes Indiz dafür dar, welches der zweiten und dritten These dieser Arbeit ebenso mehr Gewicht verleiht.

8 Alltagsbeeinträchtigungen (orthopädisch)

3.4) **In welchem Bereich fühlen Sie sich im Alltag infolge Ihrer Erkrankung am stärksten eingeschränkt?** Bitte maximal 3 Bereiche auswählen

Bereich	%
Einkaufen	25%
Freizeitgestaltung	75%
Essen und Trinken	0%
Haushaltstätigkeiten	54.2%
Körperpflege	16.7%
berufliche Tätigkeiten	45.8%
Tagesorganisation	8.3%
Behördengänge	8.3%
Finanzangelegenheiten	0%

n=24

9 Alltagsbeeinträchtigungen (neurologisch)

3.4) **In welchem Bereich fühlen Sie sich im Alltag infolge Ihrer Erkrankung am stärksten eingeschränkt?** Bitte maximal 3 Bereiche auswählen

Bereich	%
Einkaufen	26.2%
Freizeitgestaltung	34.4%
Essen und Trinken	8.2%
Haushaltstätigkeiten	52.5%
Körperpflege	21.3%
berufliche Tätigkeiten	45.9%
Tagesorganisation	27.9%
Behördengänge	14.8%
Finanzangelegenheiten	14.8%

n=61

10 Einschränkung der Fähigkeiten (orthopädisch)

3.6) **In welchen Ihrer Fähigkeiten fühlen Sie sich im Alltag infolge Ihrer Erkrankung am stärksten eingeschränkt?** Bitte maximal 4 Bereiche auswählen

Fähigkeit	%
Lesen	4.2%
Rechnen	0%
Erinnerungsvermögen	0%
Kommunikation	0%
Sehen	8.3%
Hören	0%
Laufen	29.2%
Stehen	45.8%
Sitzen	29.2%
Liegen	33.3%
Tragen	58.3%
Heben	54.2%

n=24

[3.6] In welchen Ihrer Fähigkeiten fühlen Sie sich im Alltag infolge Ihrer Erkrankung am stärksten eingeschränkt? Bitte maximal 4 Bereiche auswählen

Lesen	24.6%
Rechnen	11.5%
Erinnerungsvermögen	27.9%
Kommunikation	23%
Sehen	14.8%
Hören	3.3%
Laufen	60.7%
Stehen	31.1%
Sitzen	1.6%
Liegen	6.6%
Tragen	41%
Heben	39.3%

4.3 Die Krankheitsverarbeitung erfolgt durch unterschiedliche Bewältigungsstrategien

Bei der Auswertung des vierten Fragenblockes fällt zunächst auf, dass Betroffene beider Krankheitstypen Gespräche mit Familie und Freunden als elementarer Bestandteil der Krankheitsbewältigung favorisieren. Ebenso nehmen Gespräche mit professionellen Therapeuten einen gehobenen Stellenwert ein. Auch sportliche Aktivitäten, allein und in der Gruppe, tragen zum krankheitsbedingten Stressabbau bei.

Signifikante Unterschiede zwischen der Bewältigung bei neurologischen und orthopädischen Rehabilitanden werden nur in den Bereichen Internet, gesellschaftlicher Rückzug und sportlicher Betätigung deutlich. Gerade der gesellschaftliche Rückzug steht bei den neurologisch Erkrankten in den Vordergrund: Über 11 Prozent gaben an, sich von Freunden, Familie und sozialen Kontakten zu isolieren. Gerade diese Gruppe bedarf besonderer Aufmerksamkeit seitens des Sozialdienstes, um durch eine mögliche Isolation nicht ins soziale Abseits zu geraten.

12 Bewältigungsstrategien (orthopädisch)

[4.3)] **Welche Strategien haben Sie entwickelt, um besser mit Ihrer Erkrankung und den daraus folgenden Einschränkungen umgehen zu können?** Bitte maximal 4 Bereiche auswählen

	n=24
Gespräche mit der Familie	45.8%
Gespräche mit Freunden	25%
Gespräche mit professionellen Therapeuten	50%
Gespräche mit professionellen Beratern	12.5%
Fernsehen, Lesen usw.	12.5%
Sport in der Gruppe (sofern möglich)	37.5%
Sport allein (sofern möglich)	54.2%
Zigaretten, Alkohol, Genussmittel	0%
Medikamente (z. B. Beruhigungsmittel, Antidepressiva)	16.7%
Informationen über die Erkrankung einholen	25%
gesellschaftlicher Rückzug	0%
Ich besuche Selbsthilfegruppen	0%
Ich suche Kontakte im Internet (z. B. soziale Netzwerke, krankheitsspezifische Foren)	4.2%
Ich habe keine Strategie	0%

13 Bewältigungsstrategien (neurologisch)

[4.3)] **Welche Strategien haben Sie entwickelt, um besser mit Ihrer Erkrankung und den daraus folgenden Einschränkungen umgehen zu können?** Bitte maximal 4 Bereiche auswählen

	n=61
Gespräche mit der Familie	42.6%
Gespräche mit Freunden	34.4%
Gespräche mit professionellen Therapeuten	31.1%
Gespräche mit professionellen Beratern	11.5%
Fernsehen, Lesen usw.	19.7%
Sport in der Gruppe (sofern möglich)	24.6%
Sport allein (sofern möglich)	16.4%
Zigaretten, Alkohol, Genussmittel	4.9%
Medikamente (z. B. Beruhigungsmittel, Antidepressiva)	23%
Informationen über die Erkrankung einholen	32.8%
gesellschaftlicher Rückzug	11.5%
Ich besuche Selbsthilfegruppen	8.2%
Ich suche Kontakte im Internet (z. B. soziale Netzwerke, krankheitsspezifische Foren)	47.5%
Ich habe keine Strategie	11.5%

Gemeinsamkeiten zeigen sich auch im Bereich der Zukunftsängste: Die Angst vor einer erneuten Erkrankung bzw. einer Verschlechterung des Gesundheitszustandes ist in beiden Gruppen am stärksten ausgeprägt. Der Verlust der eigenen Autonomie spiegelt sich in den hohen Anteilen der Antwortmöglichkeiten „Verlust der

Selbständigkeit", „Pflegebedürftigkeit" und „Belastung für die Familie" wieder. Konkrete Unterschiede zeigen sich hier nur in zwei Bereichen: Neurologische Patienten haben eine stärkere Angst davor ihre sozialen Kontakte zu verlieren. Gerade wenn man die Bedeutung des Sozialen Netzwerkes im Bereich der Krankheitsbewältigung heranzieht, eröffnen sich hier Handlungsansätze für die Soziale Arbeit – vor allem im Bereich der Netzwerkarbeit, Angehörigenberatung sowie der Vor- und Nachsorge. In Bezug auf die zweite These der Arbeit lässt sich aber grundlegend feststellen, dass unterschiedliche Bewältigungsstrategien bei beiden Grunderkrankungen nicht auszumachen sind. Die einzige Ausnahme: Im Bereich der neurologisch Betroffenen scheint die Gefahr des sozialen Rückzugs verstärkt zu bestehen (11,5 Prozent vs. 0 Prozent bei den orthopädischen). Das ist vor allem in Betrachtung des Umstandes interessant, dass in derselben Gruppe die Sorge um den Verlust der sozialen Kontakte deutlich höher ist, als bei den orthopädischen Patienten. Daher liegt die Vermutung nahe, dass es gerade im neurologischen Bereich eine Hauptstrategie gibt, mit der Erkrankung umzugehen: Viele suchen Rückhalt bei Familie und Freunden, bauen sich ein soziales Netz auf, das sie bei der Genesung und Akzeptanz eventueller Folgeschäden unterstützt. Aber: Jeder Zehnte wählt genau das andere Extrem und zieht sich komplett zurück. Gerade dieser Gruppe muss mehr Aufmerksamkeit entgegengebracht werden.

14 Zukunftssorgen (orthopädisch)

[4.1)] **Was sind Ihre stärksten Sorgen für die Zukunft?** Bitte maximal 3 Bereiche auswählen

		n=24
finanzielle Absicherung		20.8%
Verlust sozialer Kontakte		4.2%
Verlust der Selbstständigkeit		33.3%
erneute Erkrankung		33.3%
Verschlechterung des aktuellen Gesundheitszustandes		54.2%
zu einer Belastung für die Familie zu werden		20.8%
Pflegebedürftigkeit		29.2%
permanente Einnahme von Medikamenten		25%
andauernde seelische Belastungen		12.5%

4.1) **Was sind Ihre stärksten Sorgen für die Zukunft?** Bitte maximal 3 Bereiche auswählen

finanzielle Absicherung	36.1%
Verlust sozialer Kontakte	19.7%
Verlust der Selbstständigkeit	37.7%
erneute Erkrankung	41%
Verschlechterung des aktuellen Gesundheitszustandes	45.9%
zu einer Belastung für die Familie zu werden	24.6%
Pflegebedürftigkeit	27.9%
permanente Einnahme von Medikamenten	9.8%
andauernde seelische Belastungen	21.3%

n=61

4.4 Beide Erkrankungsarten benötigen unterschiedliche Handlungsansätze innerhalb der klinischen Sozialarbeit

Wie bereits erwähnt, liegt der große Unterschied bei den Erkrankungen in den je-weiligen Beeinträchtigungen. Da ein orthopädischer Rehabilitand in der Regel kog-nitiv nicht beeinträchtig ist und seine Ausfälle oft reversibel sind, benötigt er in der Regel weniger Interventionen und Hilfe seitens des Sozialen Dienstes. Der Hand-lungsbedarf, fokussiert sich in der Regel auf eine berufliche Neuorientierung, wel-che mittels „Leistung zur Teilhabe am Arbeitsleben" realisiert werden kann. Themen wie Pflegebedürftigkeit und Stärkung des sozialen Umfeldes kommen eher bei neu-rologischen Erkrankungen zum Tragen, da es in diesem Feld vermehrt zu langfris-tigen Folgeschäden und Beeinträchtigungen kommt. Durch Berufsunfähigkeit, den Verlust der Motorik und der Kommunikationsfähigkeit werden die Patienten aus ih-rem Leben gerissen und müssen oft noch einmal ganz von vorne anfangen – dabei benötigen sie eine stärkere psychische, soziale und berufliche Betreuung. Anhand der gewonnenen Daten zeigt sich dieser Umstand vor allem in Ihrem im Vergleich zu orthopädischen Rehabilitanden erhöhten Bedarf nach Beratung durch Professi-onelle, Freunde und Familie.

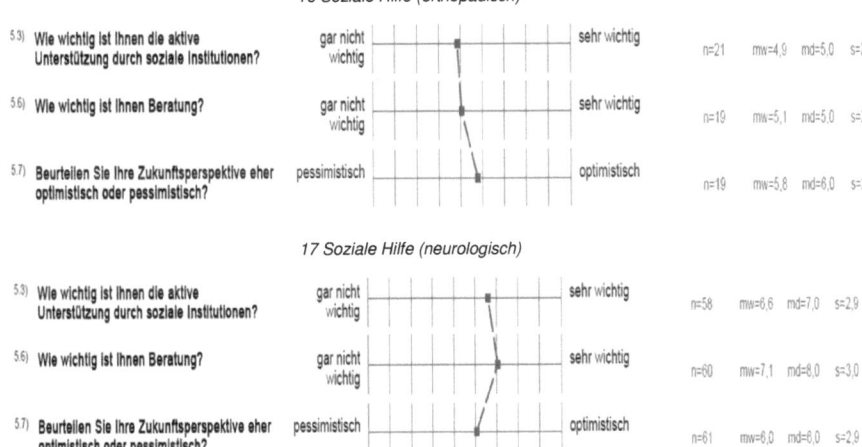

16 Soziale Hilfe (orthopädisch)

5.3) Wie wichtig ist ihnen die aktive Unterstützung durch soziale Institutionen? gar nicht wichtig — sehr wichtig   n=21 mw=4,9 md=5,0 s=2,4

5.6) Wie wichtig ist ihnen Beratung? gar nicht wichtig — sehr wichtig   n=19 mw=5,1 md=5,0 s=2,5

5.7) Beurteilen Sie Ihre Zukunftsperspektive eher optimistisch oder pessimistisch? pessimistisch — optimistisch   n=19 mw=5,8 md=6,0 s=2,2

17 Soziale Hilfe (neurologisch)

5.3) Wie wichtig ist ihnen die aktive Unterstützung durch soziale Institutionen? gar nicht wichtig — sehr wichtig   n=58 mw=6,6 md=7,0 s=2,9

5.6) Wie wichtig ist ihnen Beratung? gar nicht wichtig — sehr wichtig   n=60 mw=7,1 md=8,0 s=3,0

5.7) Beurteilen Sie Ihre Zukunftsperspektive eher optimistisch oder pessimistisch? pessimistisch — optimistisch   n=61 mw=6,0 md=6,0 s=2,9

Auch der Austausch mit anderen in Selbsthilfegruppen oder Internetportalen stellt ein Ventil für die Ängste und Sorgen dar, mit denen sich neurologische Rehabilitanden konfrontiert sehen. Hier muss der Soziale Dienst als Brückenbauer fungieren, indem er Kontakte neu schafft, verschüttete neu belebt und bestehende verstärkt. So kann auch die Gefahr des sozialen Rückzuges gebannt und damit oft auch die psychische Gesundheit des Rehabilitanden verbessert werden. Der Sozialarbeiter muss fachlich erkennen, ob es notwendig ist einen Pflegegrad zu beantragen, um die Weiterbehandlung und häusliche Versorgung auch nach der Zeit in der Rehabilitation zu gewährleisten. Weiterhin muss er die finanzielle Absicherung der neurologischen Rehabilitanden organisieren, indem er prüft ob eine Erwerbsunfähigkeit, berufliche Neuorientierung oder die bestehende berufliche Tätigkeit weiter ausgeführt werden kann. All diese Aspekte werden natürlich auch bei orthopädischen Rehabilitanden geprüft, doch anhand der ausgewerteten Daten zeigt sich, dass neurologische Erkrankungen öfter in die Erwerbsunfähigkeit führen als das bei orthopädischen der Fall ist. Eine Eingliederung in das betreute Wohnen oder in Werkstätten für behinderte Menschen oder in andere tagestrukturfördernde Maßnahmen wie ehrenamtliche Tätigkeiten, sind hier also eher notwendig als bei orthopädischen Erkrankungen. Darum sollte die Vernetzung zwischen psychologischen Diensten, sozialen Institutionen, sozialen Angeboten wie der Familienhilfe und ähnlichen Bereichen weiter verstärkt werden. Durch die komplexeren krankheitsbedingten Beeinträchtigungen bei neurologischen Rehabilitanden und den daraus entstehenden

Ebenen der sozialen Interventionen, ist von anderen und vor allen Intensiveren Handlungsansätzen bei neurologisch betroffenen Patienten auszugehen, was die dritte These somit bestätigt.

5. Schlussbetrachtung

Abschließend betrachtet erhärten die innerhalb der Umfrage gewonnenen Daten die im Vorfeld aufgestellten Thesen, trotzdem gibt es Anlass zu einer weiteren Beobachtung und Erforschung der thematischen Sachverhalte. Einige Umstände, unter denen die Datengewinnung erfolgte, stellten sich im Prozess der Auswertung als eher problematisch heraus. Zum einen waren das die unterschiedlichen Quellen, aus denen die Daten stammten. Im Nachhinein wäre eine längere Laufzeit der Papierumfrage innerhalb der Klinik der bessere Weg gewesen. Die Generierung von Informationen aus dem Internet ist kritisch zu betrachten, da so hauptsächlich Menschen erreicht werden, die das Internet verstärkt für die Krankheitsaufarbeitung nutzen – alle anderen werden so in der Umfrage nur unzureichend berücksichtigt. Gerade in Hinblick auf das Problem des gesellschaftlichen Rückzuges ist deshalb von blinden Flecken auszugehen. Da jeder zehnte neurologische Teilnehmer die Möglichkeit des gesellschaftlichen Rückzuges für sich als Folge der Erkrankung ausgemacht hat und diese Teilnehmer zumindest noch über das Internet sozial eingebunden sind, stellt sich die Frage, inwieweit dieses Problem bei weniger internetaffinen Menschen besteht. In diesem Zusammenhang wäre eine weitere Datenerhebung im Bereich der Klinik für ambulante Rehabilitation sinnvoll.

Schaut man sich weiterhin den Fragebogen genauer und unter dem zu berücksichtigen Hintergrund an, fällt zudem auf, dass es in der klinischen Sozialarbeit oft zu Berührungspunkten mit Patienten von multiplen Diagnosen kommt. Daher wurde zunächst auch Patienten mit anderen schweren oder chronischen Erkrankungen die Möglichkeit gegeben, an der Umfrage teilzunehmen. So sollten eventuelle Unterschiede und Gemeinsamkeiten aus deren Lebenswirklichkeit mit in die Studie einbezogen werden. Jedoch stellte sich während des Schreibprozesses dieser Arbeit heraus, dass es für die Überprüfung der in der Arbeit aufgestellten und zugrunde liegenden Thesen keine Relevanz gehabt hätte. Deshalb wurde auf eine genauere Analyse der gewonnenen Daten verzichtet, da es für die vorliegende Arbeit und die Überprüfung der Thesen keinen zusätzlichen Nutzen bringen würde.

Zusammenfassend lässt sich feststellen, dass sich infolge der Datenerhebung alle drei Thesen belegen lassen – auch wenn diese weniger eindeutig ausfallen, als es erwartet wurde. Am deutlichsten wurden die Unterschiede zwischen den Erkrankungen im Erwerbstatus, den Krankheitsfolgen und in den Bewältigungs-Strategien aufgezeigt. Dabei fiel auf, wie stark ein guter und gefestigter sozialer Hintergrund den Genesungsprozess beeinflussen kann. Gespräche mit Familie und Freunde können Sicherheit und Geborgenheit vermitteln und so Sozialarbeit unterstützen, sie im Idealfall sogar unnötig machen. Fehlt ein soziales Auffangnetz im Leben der Patienten, rückt dagegen die Bedeutung der Sozialarbeit verstärkt in den Vordergrund. In diesem Fall geht es vor allem darum, das soziale Umfeld der Betroffenen zu reaktivieren oder neu zu aufzubauen. Nur so gelingt die Wiedereingliederung in ein normales Leben nach der Krankheit – auch mit eventuell bestehenden Folgeschäden. Besonders gefährdet sind hier Patienten mit neurologischen Beeinträchtigungen, da diese nicht nur stärker psychisch belastet sind, sondern zudem auch eher dazu neigen, sich in dieser Ausnahmesituation von ihren Mitmenschen zurückzuziehen. Ihnen sollte daher im Prozess der Krankheitsbewältigung seitens der Sozialarbeit besondere Aufmerksamkeit geschenkt werden.

Literaturverzeichnis

Anon., 2017. *www.* *Evasys.de.* [Online]
Available at: https://www.evasys.de/evasys.html

Franz, W. & Schäfer, R., 2008. *Kniearthrose.* München: Herbig Verlag.

Henze, T., 2013. *Der große Patientenratgeber Multiple Sklerose.* München: W. Zuckschwerdt Verlag.

Hummelsheim, H., 1998. *Neurologische Rehabilitation.* Berlin: Springer Verlag.

Kallus, W., 2016. *Erstellung von Fragebogen.* Wien, Österreich: Facultas Verlag.

Mühlum, A. & Gödecker-Geenen, N., 2003. *Soziale Arbeit in der rehabilitation.* München: Ernst Reinhardt Verlag.

Pauls, H., 2004. *Klinische Sozialarbeit.* 1. ed. Weinheim: Juventa Verlag.

Pössl, J. & Mai, N., 1996. *Rehabilitation im Alltag.* Dortmund: Borgmann Verlag.

Schiltendorf, M., Grosser, V. & Thomann, K.-D., 2012. *Berufskrankheit Gonarthrose.* Frankfurt: Referenz Verlag.

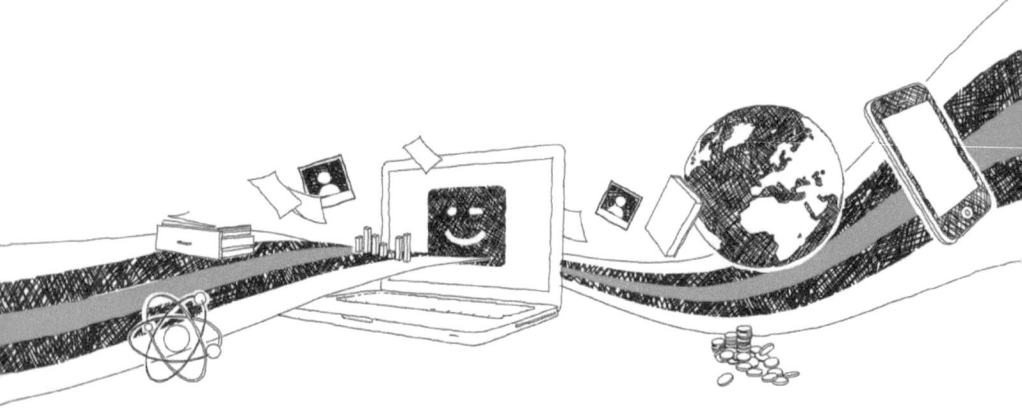
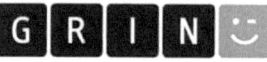